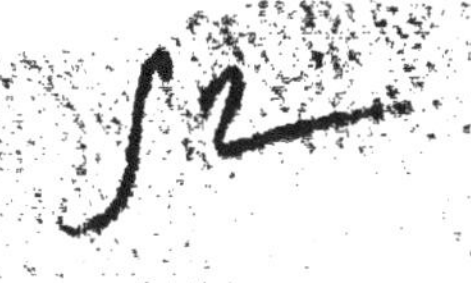

D' JEAN MONPLAISIR

de la Faculté de médecine de Paris

DES INDICATIONS

DE

L'HYSTÉRECTOMIE VAGINALE

DANS LES

FIBROMES DE L'UTÉRUS

———— ❊ ————

TOURS

IMPRIMERIE E. ARRAULT ET C⁰

6, RUE DE LA PRÉFECTURE, 6

1913

DES INDICATIONS

DE

L'HYSTÉRECTOMIE VAGINALE

DANS LES

FIBROMES DE L'UTÉRUS

Dr JEAN MONPLAISIR

de la Faculté de médecine de Paris

DES INDICATIONS

DE

L'HYSTÉRECTOMIE VAGINALE

DANS LES

FIBROMES DE L'UTÉRUS

———— :K: ————

TOURS

IMPRIMERIE E. ARRAULT ET Cie

6, RUE DE LA PRÉFECTURE, 6

—

1913

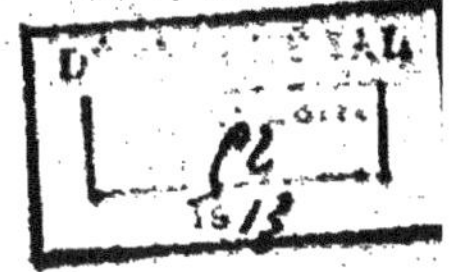

A LA MÉMOIRE DE MON PÈRE

A MES PARENTS

A MES AMIS

A TOUS NOS MAITRES DE L'ÉCOLE DE MÉDECINE DE TOURS

Au Docteur WOLFF

DIRECTEUR DE L'ÉCOLE

Au Docteur LAPEYRE

PROFESSEUR DE PATHOLOGIE EXTERNE
CHIRURGIEN EN CHEF DE L'HÔPITAL GÉNÉRAL

Au Docteur BARNSBY

PROFESSEUR DE CLINIQUE CHIRURGICALE

Au Docteur BOSC

CHEF DE CLINIQUE MÉDICALE
MÉDECIN DE L'HÔPITAL GÉNÉRAL

Au Docteur BAUDOUIN

MÉDECIN EN CHEF DE L'HÔPITAL GÉNÉRAL

Au Docteur LE DOUBLE

ASSOCIÉ NATIONAL DE L'ACADÉMIE DE MÉDECINE

qui furent nos premiers maîtres. Nous leur adressons ici l'hommage de notre profonde reconnaissance.

A NOS MAITRES DE LA FACULTÉ DE PARIS
ET EN PARTICULIER A :

M. LE PROFESSEUR POZZI

PROFESSEUR DE CLINIQUE GYNÉCOLOGIQUE A LA FACULTÉ DE PARIS
CHIRURGIEN DE L'HÔPITAL BROCA
MEMBRE DE L'ACADÉMIE DE MÉDECINE

M. LE PROFESSEUR DEBOVE

ANCIEN DOYEN DE LA FACULTÉ
PROFESSEUR DE CLINIQUE A LA FACULTÉ DE MÉDECINE DE PARIS

M. LE DOCTEUR SCHWARTZ

PROFESSEUR AGRÉGÉ DE LA FACULTÉ DE MÉDECINE DE PARIS
CHIRURGIEN DES HÔPITAUX

M. LE DOCTEUR ROUHIÈRE

CHEF DE CLINIQUE GYNÉCOLOGIQUE A L'HÔPITAL BROCA

M. LE DOCTEUR DEVERRE

ANCIEN CHEF DE CLINIQUE GYNÉCOLOGIQUE

dont les conseils nous furent d'un précieux secours dans la préparation de cette thèse. Nous lui adressons ici nos sentiments de bien vive gratitude.

M. LE DOCTEUR JAYLE

ASSISTANT DE LA CONSULTATION
A LA CLINIQUE GYNÉCOLOGIQUE DE L'HÔPITAL BROCA

M. LE DOCTEUR PROUST

PROFESSEUR AGRÉGÉ
CHIRURGIEN DES HÔPITAUX

Nous offrons ce modeste travail en respectueux hommage à nos parents. Ce n'est qu'un bien faible tribut pour tout ce dont nous leur sommes redevables.

Nous remercions tous les Maîtres dévoués qui nous ont guidé dans nos études et qui ont contribué à notre formation médicale; nous sommes particulièrement reconnaissants à MM. les docteurs JAYLE, PROUST, DEVERRE, ROUMIÈRE, LATTEUX, de la sympathie qu'ils nous ont témoignée et des précieux conseils qu'ils nous ont donnés pendant notre stage à l'hôpital Broca.

Nous tenons surtout à assurer de notre sincère et profonde gratitude M. le professeur POZZI qui nous a accueilli avec tant de bienveillance dans son service de gynécologie, et qui, après avoir inspiré ce travail, nous a guidé dans son exécution.

Nous conserverons toujours précieusement le souvenir de ses conseils aussi bienveillants qu'éclairés, et nous le remercions ici du grand honneur qu'il nous fait en acceptant la présidence de notre thèse.

THÈSE

L'hystérectomie vaginale consiste dans l'ablation de l'utérus par le vagin, à l'aide de manœuvres exclusivement vaginales. — Ceci dit, pour définir l'opération en elle-même, nous nous hâterons d'ajouter que, mettant délibérément de côté les opérations similaires pratiquées en cas de prolapsus, de cancer utérins, ou de suppurations pelviennes, nous ne nous occuperons ici que de l'hystérectomie vaginale pratiquée en cas de fibromes utérins.

On nous reprochera peut-être de vouloir traiter un sujet connu depuis longtemps, une opération qui n'est pas nouvelle. Qu'il nous suffise de dire, pour nous disculper, que nous n'avons en vue, en traitant de cette opération un peu tombée en désuétude, que d'en préciser les indications et mettre en lumière les progrès de sa technique, à laquelle nous reviendrons en temps opportun.

Avant d'entrer en matière, il nous semble devoir, en quelques lignes d'historique, rappeler les origines de cette opération vulgarisée en France par PÉAN, vers 1890. — Ce court préambule permettra mieux de suivre les périodes de vogue et de déclin qu'eut cette intervention et d'apprécier les progrès de sa technique opératoire.

Historique. — C'est le 9 mai de l'année 1881 que la première hystérectomie vaginale pour corps fibreux fut exécutée par un Allemand : KOTTMANN (1) (de Soleure). — Le docteur PÉAN (2) la vulgarisa en France et la pratiqua pour la première fois contre la même affection. Il peut même en être considéré comme le véritable fondateur, grâce à l'extension qu'il lui a donnée et à la technique dont il a fixé les détails.

DEMONS (3) l'a aussi préconisée. SANGERS (4), MANDACH (5), LÉOPOLD (6), RICHELOT (7). TERRIER, SPAETH (8), MARTIN (9), DOYEN (10), SEGOND (11), en publièrent

---

(1) KOTTMANN (de Soleure), *Correspond. Blatt für schw. Aertze*, janvier 1882, n° 2, p. 42 : « Dans les cas de petites tumeurs dont les dimensions permettent encore le passage de l'utérus à travers le bassin, la question de l'hystérectomie inférieure se pose : elle paraît moins dangereuse que l'hystérectomie abdominale parce qu'elle expose moins les opérées au schock et aux péritonites aiguës infectieuses. »

(2) PÉAN. *Bulletin de l'Acad. de Médecine*, 1882, et *Gazette des hôpitaux*, janvier 1886. — GOMET, Thèse de Paris, 1886.

(3) DEMONS, *Revue de Chirurgie*, 1884, p. 652.

(4) SANGERS. *Arch. f. Gyn.*, 1883, t. XXI, p. 99.

(5) MANDACH, *Corresp. Bl. f. schw. Aertze*, 1882, n° 10, p. 289.

(6) LÉOPOLD, *Centr. f. Gyn.*, 1888, p. 412 ; in MUNCHMEYER, *Arch., f. Gyn.*, 1889, t. XXXVI, n° 3 ; *Arch. f. Gyn.*, 1890, t. XXXVIII, n° 1.

(7) RICHELOT, TERRIER, A. P. GAVILAN. Th. de Paris, 1888.

(8) SPAETH, *Centr. f. Gyn.*, 1889, n° 35, p. 809.

(9) MARTIN, *Centr. f. Gyn.*, 1890, p. 797.

(10) DOYEN, Congrès intern. de gyn. et d'obst., 1892, p. 449 ; *Arch. prov. de Chirurgie*, décembre 1892.

(11) SEGOND, PÉAN, RICHELOT, Neuvième Congrès français de Chirurgie (*Sem. Méd.*, 1895, p. 473 et suiv.).

aussi des observations heureuses. Cette opération entra dès lors dans la pratique courante. PÉAN, de 1890 à 1895, pratiquait 248 hystérectomies vaginales avec 4 morts ; soit : 1,6 p. 100. RICHELOT, sur 76 cas, avait 3 morts ; soit 3,9 p. 100. SEGOND, sur 66 cas de très gros fibromes atteignant l'ombilic, avait 7 morts ; soit 10 p. 100.

Depuis 1895, et au fur et à mesure du perfectionnement de la technique de l'hystérectomie abdominale, l'hystérectomie par voie basse a vu ses indications se restreindre de plus en plus et tend même actuellement à disparaître de la pratique courante de la majorité des opérateurs.

La technique a été fixée par PÉAN, pour l'opération avec forcipressure ; un perfectionnement appréciable fut apporté par DOYEN, qui a proposé l'incision sagittale de la face antérieure de l'utérus pour amener son fond à basculer en avant, permettant ainsi son extériorisation avant le placement de toute pince hémostatique ; MARTIN a posé les règles pour l'opération avec ligatures ; enfin, dernièrement, le professeur POZZI a permis d'obtenir une hémostase parfaite de la tranche de section des ligaments larges, grâce à une nouvelle pince à forcipressure, dite *pince à clous*, qui obvie très ingénieusement au défaut de coaptation reproché jusqu'à ce jour aux différents modèles de pinces employées pour pincer les ligaments larges. Nous reviendrons du reste sur ce point dans le cours de notre ouvrage.

DIVISION DU SUJET

Il nous semble nécessaire, pour la clarté du sujet que nous voulons traiter ici, de procéder, dès le début, à l'exposition rapide de ses principaux chapitres. Notre étude comportera quatre parties :

1° Dans la *première partie*, nous étudierons les diverses indications de l'hystérectomie vaginale.

2° Dans la *seconde partie*, nous préciserons les contre-indications de cette opération.

3° La *troisième partie* sera consacrée à la technique opératoire de l'hystérectomie vaginale, telle que l'enseigne et la pratique notre Maître, le professeur Pozzi.

4° La *quatrième partie* se composera des observations toutes inédites que nous avons pu recueillir sur ce sujet dans le *Service de Gynécologie de l'Hôpital Broca*, et que nous publions à titre d'exemples.

PREMIÈRE PARTIE

DES INDICATIONS DE L'HYSTÉRECTOMIE VAGINALE

Largement pratiquée, voici une vingtaine d'années, à telle enseigne que toute tumeur fibreuse qui ne s'élevait pas à l'ombilic était justiciable d'elle, l'hystérectomie vaginale a vu sa faveur décroître progressivement au fur et à mesure des progrès de la technique opératoire de l'hystérectomie abdominale ; une asepsie plus parfaite, une antisepsie meilleure ont contribué aussi, pour une large part, à cette évolution. Mais si les indications actuelles de l'hystérectomie vaginale se sont restreintes, si loin que nous soyions de l'époque des morcellements de gros fibromes (comme en pratiqua PÉAN souvent au bout d'une heure et demie, deux heures même d'efforts laborieux, malgré toute son habileté), il importe cependant de les préciser pour ne pas se priver du bénéfice de cette opération.

Les indications de la voie vaginale sont d'ordre local ou général :

2

A. — INDICATIONS D'ORDRE LOCAL

1. — Obésité.

Lorsque les parois abdominales sont infiltrées de graisse, lorsqu'elles sont flasques, épaisses, sans consistance, il y aurait nécessité, en opérant par la voie abdominale, de donner, du fait de l'épaisseur plus grande de la paroi, une étendue plus considérable à l'incision cutanée, afin de se donner un jour suffisant; ainsi même, pour un fibrome petit ou relativement peu volumineux, il faudra prolonger l'incision cutanée assez loin; or, la longueur de la suture expose plus naturellement aux faiblesses consécutives de la paroi. Quand, par sa situation sociale, son métier, la malade est obligée de faire des efforts journaliers, telles, par exemple, les marchandes de quatre saisons, les ménagères, les porteuses de pain, etc., femmes qui ont besoin, plus que tout autre, de leur sangle abdominale, l'obésité deviendra ainsi, pour le chirurgien, une indication de respecter la musculature abdominale et d'opérer par la voie basse. (Observations se rapportant à cette indication : 2, 5, 3.)

2. — Petit volume de la tumeur.

Le petit volume de la tumeur est une condition nécessaire de la voie vaginale et nous sommes loin du temps où l'on extirpait par le vagin après morcellement préalable des fibromes aussi gros qu'une tête de fœtus à terme.

Le professeur Pozzi, notre Maître, qu'il nous a été donné bien souvent de voir opérer, n'intervient, par la voie basse, que pour les tumeurs fibreuses n'excédant pas le volume des deux poings ; mais la petitesse de la tumeur peut aussi devenir une indication suffisante par elle-même. Elle est surtout réalisée dans les cas de tumeurs bien limitées, à évolution strictement pelvienne et dans lesquelles la possibilité d'une simple myomectomie vaginale peut même être envisagée. Si la tumeur est unique, il y aura avantage à pratiquer cette dernière opération : sinon, si l'utérus est parsemé de noyaux fibreux, si la coque utérine est effondrée en plusieurs endroits, l'hystérectomie par voie basse sera indiquée ; on agira de même si, au cours d'une myomectomie vaginale, l'utérus a été déchiré. (Observations se rapportant à cette indication : 4, 5, 8).

3. — Le sphacéle ou l'infection des corps fibreux.

Quand leur volume ne rend pas leur ablation par le vagin sinon impossible, du moins trop laborieuse, le sphacèle ou l'infection des fibromes est une indication absolue de la voie basse. On a souvent confondu, après un examen superficiel ou trop rapide, cet écoulement fétide avec élimination de détritus, de débris de muqueuse utérine ulcérée, avec les pertes sanieuses et malodorantes d'une tumeur maligne infiltrant le tissu utérin ; les métrorragies répétées et profuses, communes aux deux cas, ont parfois induit en erreur. Cette indication, plus rare actuellement, fut autrefois souvent posée à l'époque où le traitement par l'électrolyse, non encore au point, provoquait des altérations de la muqueuse entraînant à leur suite des infections utérines graves (obs. n° 6).

Enfin, une dernière considération devra entrer en ligne de compte.

1. — Indication au point de vue esthétique.

Que de femmes, en effet, répugnent à une opération dont elles conserveront toute leur vie la trace indélébile, malgré toute l'habileté opératoire du chirurgien et en dépit des précautions prises pour réduire l'incision et en masquer la cicatrice soit dans un pli naturel, soit sous les poils du mont de Vénus. Mieux vaut éviter ces petits ennuis à la coquetterie féminine, surtout s'il s'agit d'un corps fibreux petit, de type métritique ; dans ces conditions, la facilité de l'opération, sa rapidité, l'absence de cicatrice abdominale, surtout chez une femme jeune, sont autant de raisons de trouver là une indication d'ordre local à la voie basse. Sans doute, il ne faut pas toujours obtempérer aux désirs des malades quand elles veulent éviter l'ennui purement esthétique d'une cicatrice visible ; mais il est légitime de les écouter et de céder à leur désir, si la gravité de l'acte opératoire, ainsi souhaité par elles, *est égale à celle d'une opération haute*, ou, à fortiori, si cette gravité est moindre.

Enfin, la voie vaginale sera également la voie de choix en cas de sclérose utérine; nous entendons par là un épaississement considérable des parois de l'utérus sans qu'il y ait, à vrai dire, de fibrome bien individualisé.

Il est assez fréquent de rencontrer ces cas de sclérose utérine, de *fibrosis uteri*, selon les auteurs anglais, chez des femmes encore jeunes; l'opération de l'hystérectomie est alors si facile par le vagin; d'un autre côté, le désir de la malade de ne pas avoir de cicatrice couturant son abdomen sont autant de raisons pour choisir la voie basse comme procédé d'élection.

B. — INDICATIONS D'ORDRE GÉNÉRAL

A toutes ces indications d'ordre local : *obésité, petit volume du corps fibreux, infection et sphacèle de la tumeur, indication d'ordre esthétique*, il faut joindre, en outre, des indications *d'ordre général*, que nous allons nous efforcer de rappeler brièvement. Certains avantages, en effet, feront pencher la balance en faveur de l'hystérectomie vaginale, de préférence à une intervention par la voie haute:

Ainsi, lorsqu'on aura affaire avec des malades dont *l'appareil cardio-pulmonaire* laisse à désirer, telles ces *emphysémateuses* dont les mouvements respiratoires sont pénibles, ou bien ces *asthmatiques* qu'il nous a été parfois donné de voir dans le service de gynécologie de l'Hôpital Broca.

Chez de telles malades il importe, on le comprend facilement, de réduire à son minimum un choc opératoire qui pourrait leur être néfaste. Or, ce choc existe, quelle que soit la rapidité avec laquelle l'opérateur pratique une laparotomie ; la simple exposition des viscères abdominaux à l'air est le point de départ d'un réflexe qui agit sur le cœur: si ce dernier est en état d'insuffisance fonctionnelle, il pourra s'ensuivre des accidents graves. Chez de telles malades, il est, en outre, fréquent d'observer un léger degré d'obésité; leurs parois abdominales sont flasques, épaissies par un pannicule adipeux plus ou moins important et, par conséquent, peu propres à une réunion de la surface de section par première intention. De plus, il est naturel de supposer que la surcharge graisseuse qui infiltre leur tissu cellulaire sous-cutané ait d'autres localisations, en particulier sur le cœur, lequel ne peut que faiblir dans sa tâche.

Ces considérations, nous semble-t-il, doivent entrer en ligne de compte et faire opter pour la voix basse, laquelle n'expose pas à ces redoutables phénomènes de choc, puisque les viscères ne sont, à aucun moment de cette intervention, exposés à l'extérieur.

Nous ferons enfin remarquer qu'à durée égale une longue anesthésie est beaucoup moins fâcheuse quand elle est faite pour une opération vaginale que lorsqu'elle est pratiquée pour une laparotomie.

Pour terminer la liste des indications d'ordre général, nous ferons remarquer combien est préférable la voie basse chez les femmes qui arrivent dans le service, ou viennent consulter, dans un *état d'anémie et d'affaiblissement extrêmes*; chez de telles débilitées, il serait dangereux de pratiquer une laparotomie dont les conséquences pourraient être funestes. L'hystérectomie vaginale, au contraire, aura l'avantage de pouvoir être pratiquée avec le minimum de chances d'un dénouement fatal; lorsqu'elle est bien conduite et rapidement pratiquée, c'est elle qui est et restera toujours l'opération de choix en ces cas particuliers. Nous citons, dans notre thèse, une observation (observation n° 9) à l'appui de cette opinion, et nous nous efforçons d'en faire ressortir les avantages appréciables.

DEUXIÈME PARTIE

DES CONTRE-INDICATIONS
DE L'HYSTÉRECTOMIE VAGINALE

On ne saurait cependant méconnaître qu'il existe certaines contre-indications formelles à l'emploi de l'hystérectomie par la voie vaginale. Nous les énumérerons dans ce court chapitre, avant de nous occuper de la technique opératoire.

1° Si l'on soupçonne des **lésions appendiculaires** probables, ou si la malade souffre encore de lésions mal refroidies du côté de son appendice, il faudra renoncer à la voie vaginale pour la voie haute abdominale qui permettra un jour plus grand et l'ablation de l'appendice malade après l'extirpation de l'utérus fibromateux. Dans certains cas pourtant, la coexistence de phénomènes appendiculaires peut n'être pas une raison formelle de pratiquer la laparotomie. Si les lésions appendiculaires, en effet, sont peu marquées, peu certaines, ne paraissant pas s'accompagner d'adhérences pelviennes; si, d'autre part, la tumeur fibreuse utérine est petite, ce qui est, nous l'avons dit, une indication à la voie vaginale; si ces phénomènes douloureux peu marqués sont observés chez une femme obèse, ptosique, pour laquelle une longue incision sus-pubienne offrirait des difficultés de réunion, il est préférable, en ces cas particuliers, de pratiquer d'abord l'ablation par la voie vaginale de l'utérus scléreux ou fibreux, et de remettre à plus tard l'exérèse appendiculaire par une très courte incision latérale si les phénomènes se précisent et se maintiennent du côté de l'appendice.

D'ailleurs, l'état général chez une pareille malade peut être assez touché du fait des hémorragies profuses qu'elle a éprouvées, pour que de toute façon l'ablation première en date de son utérus qui saigne s'impose avec le minimum de choc opératoire, l'opération appendiculaire pouvant être plus tard beaucoup mieux supportée.

2° S'il y a coexistence de **phénomènes d'infection du côté des trompes** avec formation de nombreuses adhérences immobilisant l'utérus dans le petit bassin; il faudra donc avoir recours à la voie haute en cas de lésions annexielles; elle seule permettra de libérer la matrice de ses connexions inflammatoires avec les autres organes du petit bassin.

3° Enfin, si le diagnostic n'a pas été posé d'une façon ferme, il vaudra mieux ici encore recourir à une laparotomie qui dictera la conduite à suivre; l'ablation par voie vaginale d'un cancer utérin expose, en effet, à des contaminations locales dues au morcellement fatal de la tumeur par ablation vaginale. Donc, en cas de doute, la laparotomie s'impose.

TROISIÈME PARTIE

TECHNIQUE OPÉRATOIRE

Ainsi indiquée et limitée, l'hystérectomie vaginale dans les fibromes comporte certains points de technique opératoire qui doivent nous arrêter quelques instants.

Deux cas peuvent se présenter :

a) Si le volume de l'utérus est peu considérable, en particulier s'il s'agit de *sclérose utérine*, le morcellement ne sera pas utile et le mieux sera d'enlever l'utérus d'un seul bloc.

b) Si, au contraire, on arrive sur un utérus doublé de volume, il deviendra nécessaire de le diminuer, *par morcellement du fibrome*, pour pouvoir l'extraire par le vagin.

Pratiquement, le contenu est le plus souvent fusionné avec le contenant et les deux actes distincts théoriquement qui consistent : l'un à ouvrir une voie sur la ou les tumeurs incluses, l'autre à enlever celles-ci une fois mises à découvert, ne peuvent toujours être séparés.

ANESTHÉSIE

L'anesthésie générale est employée le plus habituellement pour pratiquer l'hystérectomie vaginale. De fait, toutes les observations que nous rapportons plus loin ont trait à des opérations pratiquées de cette manière. Nous devons cependant mentionner la possibilité de pratiquer ces opérations grâce à *l'anesthésie lombaire*, pratiquée en Allemagne surtout, dont Siber (1) a récemment publié une étude s'appliquant à une série de 200 opérations pratiquées dans le service de Stoeckel.

On peut aussi pratiquer ces opérations grâce *à l'anesthésie locale* de l'utérus que Reclus et Fèbres (2) ont récemment étudiée en l'envisageant surtout au point de vue de ses indications d'ordre obstétrical (curettage, délivrance artificielle), mais qui a été appliquée aussi avec succès en Allemagne par Wernitz de Francfort, pour l'ablation vaginale d'utérus fibromateux. Enfin, à citer le travail de Ruge (3) à ce sujet.

(1) H. SIBER, Ueber lumbal Anästhesie mit Novokaïn in der Gynäkologie (*Münchener medizinische Woschenschrift*, 1909, t. I, p. 500).

(2) FÈBRES, Anesthésie locale de l'utérus (*Presse Médicale*, 1911, n° 83, p. 821).

A. CHAMLIAS, *De la novocaïne au point de vue clinique et pharmaco-dynamique et de son emploi en chirurgie* (Thèse de Paris, 1909-12, n° 469).

(3) RUGE, Lokalanästhesie in der Gynækologie, vaginale totale Extirpation der Uterus in Leitungsanästhesie (*Zentral Blatt für Gynækologie*, 1 mai 1912, n° 18, t. XXXVI).

Technique opératoire. — La malade est mise en position *dorso-sacrée* ; le col utérin est bien exposé par deux valves : l'une supérieure, l'autre inférieure, et par deux écarteurs latéraux. Le col est alors saisi solidement à droite et à gauche avec deux pinces de Museux que l'on laissera ainsi en place jusqu'à la fin de l'opération. Elles serviront de pinces-guides et de pinces de traction tout à la fois ; le col est ainsi abaissé autant qu'il est possible, tandis que l'aide droit laisse les valves suivre ce mouvement de descente.

1er temps : INCISION CIRCULAIRE. — Le premier temps de l'opération sera l'incision circulaire de la muqueuse vaginale pratiquée sur le museau de tanche, à 1 centimètre environ de l'orifice cervical ; on poursuivra la désinsertion du vagin au moyen du bistouri, de façon à libérer l'utérus sur ses deux faces. On aura soin de n'entamer que la muqueuse seule.

2e temps : DÉCOLLEMENT. — On procédera alors au décollement. En avant de la vessie, laquelle sera décollée surtout par frictions à la compresse ou en s'aidant seulement de petits coups de ciseaux dont on tournera la courbure vers l'utérus. En raclant ainsi la face antérieure de l'utérus, en même temps qu'on exercera une traction soutenue sur lui à l'aide des pinces jetées sur son col dès le début de l'opération, il arrivera un moment où le doigt arrivera au contact du cul-de-sac péritonéal vésico-utérin ; avec l'index on procédera à son effondrement, de façon à dégager la face antérieure de la matrice, ce à quoi on parviendra en général assez aisément, en agissant avec la pulpe de l'index ou avec l'ongle du pouce. Nous ne saurions trop insister sur la nécessité de bien repousser le bas-fond de la vessie auquel viennent aboutir les uretères, de façon à les bien protéger, grâce à la *valve bicoudée* qui les maintient relevés avec la vessie. De cette sorte, on évitera les fistules urétéro-vaginales, si fréquentes jadis.

En arrière, il nous restera à libérer l'utérus d'avec ses connexions avec le rectum ; or, cette ouverture du cul-de-sac postérieur n'est pas toujours facile et il faut raser aux ciseaux la face postérieure de l'utérus pour ne pas faire d'échappées dangereuses vers le rectum. On agrandira donc l'incision du cul-de-sac vaginal postérieur pour arriver au cul-de-sac péritonéal de Douglas ; il est fréquent que ce cul-de-sac péritonéal soit oblitéré par des adhérences ; en ce cas, il faudra donc le disséquer avec soin pour libérer la face postérieure de l'utérus. Ce travail méticuleux terminé, on insinuera la *grande valve unicoudée* de Péan dans le cul-de-sac de Douglas maintenant ouvert.

L'utérus est alors complètement libéré. En avant : de la vessie, que refoule et protège la valve bicoudée. En arrière : du rectum, dont le sépare la grande valve unicoudée de Péan.

A ce moment, et il nous semble bon d'y insister, l'utérus est bien exposé, la vessie et le rectum bien protégés. L'utérus étant toujours attiré en bas par une traction soutenue, grâce aux pinces-guides crochetées sur son col, on procédera alors à l'ouverture de l'utérus et à l'éventration des corps fibreux qui y sont inclus.

Pour ce faire, on amorcera à coups de ciseaux l'hémisection médiane de l'utérus en avant (si la tumeur prédomine en arrière, c'est par la paroi postérieure que commencera l'hémisection, ou mieux. elle portera à la fois sur ses deux faces) ; chaque tranche utérine sera saisie symétriquement avec de fortes pinces ; on poursuivra l'incision médiane vers le fond de l'organe à petits coups de ciseaux, en se guidant, comme le conseille le professeur Pozzi, sur une forte sonde cannelée de Nélaton, qu'un aide maintient rigoureusement dans l'axe de la cavité utérine. Si, en cours de route, apparaît un corps fibreux, on le saisira avec de fortes pinces et, au besoin, avec un long tire-bouchon ; pour le diminuer de volume, on aura le choix entre deux procédés :

1° Ou bien en *l'allongeant*.

2° Ou bien en *lui enlevant des tranches*.

Si l'on porte sa préférence sur le premier procédé, on échelonnera *en escalier* une série d'incisions sur le fibrome, dans le cas où ce dernier ne serait pas trop volumineux. Par étirement, on arrivera à l'allonger en « accordéon » si l'on veut bien nous permettre cette expression; la tumeur fibreuse pourra ainsi s'engager dans le vagin.

Si, gêné par le volume du corps fibreux, on rejette le premier procédé, le second permettra d'arriver au même résultat par morcellement de la tumeur; c'est-à-dire qu'on enlèvera dans la tumeur de véritables tranches de tissu fibreux pour en réduire les proportions ; mais, dans ce dernier cas, il est capital, avant d'enlever les morceaux ainsi sectionnés, de faire, au-dessus d'eux, une prise nouvelle et solide de la tumeur pour ne pas la laisser échapper. Les instruments employés pour harponner ainsi la tumeur sont assez nombreux ; nous nous contenterons de citer les plus connus : pinces à traction, modèle fort. Pinces spéciales de Péan. Tracteurs en spirale dont le tire-bouchon de Segond est un bon modèle.

À l'aide de ciseaux mousses ou d'un bistouri à long manche, on excise en coins ou en cônes le segment maintenu par le tire-bouchon ou la pince de traction. Si l'on se sert du tire-bouchon, il faudra prendre bien soin de ne pas l'enfoncer trop, afin que la lame du bistouri puisse évoluer autour de son extrémité sans se heurter contre les spires ou s'engager entre elles. Mais au cours de ce morcellement, on aura toujours présente à l'esprit la règle recommandant de ne jamais réséquer un fragment sans avoir, au préalable, placé sur la partie sus-jacente une pince de traction qui, fixant l'utérus et la tumeur, les empêcheront de fuir et d'échapper à la vue. Donc, ne jamais perdre prise avec le corps fibreux.

Ces libérations partielles faciliteront l'agrandissement de la voie d'approche, en même temps qu'elles permettront à toute la masse, en basculant en avant, de se mieux présenter à l'opérateur. Ainsi vidé, l'utérus réduit à une « coque » pourra être enlevé sans peine par le vagin ; la coque utérine réduite, l'évidement des corps fibreux est exsangue ; il ne faut, en aucun cas, morceler l'utérus lui-même ; il faut morceler exclusivement les fibromes, cela, parce que ces derniers ne saignent pas, tandis que l'utérus proprement dit saigne beaucoup.

Lors donc que l'utérus est vidé de ses fibromes et que le volume de la tumeur est suffisamment réduit, il sera facile généralement de faire basculer l'utérus ; si celui-ci ne basculait pas spontanément, on se servira de *pinces érignes* jetées sur le fond de l'organe, ce qui facilitera la manœuvre. Notons, en passant, qu'il vaut mieux se servir d'érignes de préférence aux grosses pinces, dans tous les cas où la tumeur fibreuse est friable, ce dont nous avons pu nous rendre compte *de visu* dans certaines opérations par voie basse faites à la clinique de gynécologie du professeur Pozzi.

Dernier temps : FORCIPRESSURE DES LIGAMENTS LARGES ET ABLATION DE L'UTÉRUS. — L'utérus ayant effectué sa bascule en avant, n'est plus retenu que par ses ligaments larges droit et gauche. Le moment est venu de jeter sur eux des pinces à forcipressure avant de les sectionner. On pourrait recourir à la ligature des pédicules artériels, mais ce procédé, bon en cas de prolapsus utérin compliqué de colpocèle, cède la place à la forcipressure dans le cas particulier.

Cette forcipressure exercée au moyen des *pinces à clous* du professeur Pozzi s'appliquera :

1° En bas, sur la partie inférieure du ligament large gauche sur lequel on placera une « *pince à clous* » bien au ras de l'utérus : pour cela, on insinuera l'index gauche en arrière du ligament large gauche et au-dessous de lui, pour s'assurer qu'on le soulève bien seul et qu'aucune anse grêle procidente ne se trouve dans le champ opératoire. Le long de cet index gauche guide, on glissera une pince clouée placée rigoureusement au ras de l'utérus en ayant soin de l'introduire de telle sorte que la branche à mors lisse, j'entends par là celle qui est dépourvue de saillies ou « clous », soit la branche inférieure. On ne risque pas, en procédant ainsi, comme y insiste le professeur Pozzi, d'accrocher *la pince à « clous »* en l'introduisant sous le ligament large qu'elle est destinée à forcipresser. On sectionne alors entre le corps utérin et la pince; l'utérus est ainsi libéré sur le bord gauche de sa face inférieure, et le résultat en est un abaissement plus facile, grâce aux pinces de traction qui ne cessent d'agir d'une façon soutenue.

2° En haut, sur la partie supérieure du ligament large gauche, que la bascule en avant du fond de l'utérus a mis à découvert, même manœuvre, mais de haut en bas : index gauche guide soulevant le ligament large gauche; mêmes précautions pour introduire la pince à clous destinée à forcipresser la partie supérieure de ce ligament. Ce qu'il importe de retenir, c'est qu'il faut pincer, forcipresser le ligament large au ras du corps utérin. La pince supérieure ainsi placée dépassera par son extrémité celle de la pince inférieure, de telle sorte que les mors des pinces seront, comme l'on dit, *subintrants*.

On sectionne alors au ras de ces pinces et en dedans d'elles; l'utérus, complètement dégagé par l'une de ses faces, vient ordinairement assez facilement à l'extérieur; cependant, nous avons pu observer dernièrement un cas où les plus grandes difficultés surgirent au cours de ce temps opératoire (observation de M⁻ G..., opérée le 3 décembre 1912 par M. le professeur Pozzi); mais le cas n'est pas habituel et nous ne le mentionnons que comme curiosité.

On répétera dès lors et avec plus de facilités encore la même manœuvre sur le ligament large droit : forcipressure de sa partie inférieure soulevée par l'index; puis, forcipressure de sa partie supérieure et section du ligament au ras de l'utérus. A un certain moment, la masse utérine entière reste dans les mains de l'opérateur.

Certains chirurgiens libèrent les deux faces de l'utérus à la fois; à la clinique gynécologique du professeur Pozzi, on procède toujours successivement pour une face, la gauche en premier lieu le plus souvent, puis pour l'autre, la droite.

On voit que dans cette technique habituelle les *annexes* sont respectées, puisqu'elles restent en dehors des pinces ainsi placées. Au cas cependant où leur procidence rendrait facile leur extraction, ou bien si l'existence de lésions annexielles rendait cette extraction préférable, on chercherait avant de placer les pinces, à les abaisser avec le doigt, pour placer ensuite ces pinces en dehors d'elles ; on les extirperait ainsi, mais, en tout cas, il faut avoir soin de ne jamais lâcher une pince déjà placée, sous peine de voir glisser ainsi une partie vasculaire du ligament large, dont l'hémostase secondaire serait très difficile. Il vaut infiniment mieux placer une ou même deux pinces cloutées à demeure de plus, que de risquer cette complication.

Nous croyons avoir fait de notre mieux pour mettre un peu de clarté dans notre exposé de cette technique opératoire; disons de suite que c'est surtout la technique opératoire usitée à la clinique de gynécologie de l'hôpital Broca que nous avons eue en vue dans notre description. Le temps de beaucoup le plus difficultueux est la libération et le décollement de l'utérus d'avec ses connexions naturelles entre lui et les organes voisins : vessie et uretères en avant; rectum en arrière.

La valve bicoudée et la grande valve unicoudée de Péan quand elles sont placées judicieusement et au moment opportun, permettront d'éviter les blessures, soit de la vessie et des uretères, soit du rectum, s'il se produisait quelque échappée involontaire. Hâtons-nous de dire que ces complications sont actuellement très rares et qu'on n'observe plus, pour ainsi dire, ces fistules urétéro-vaginales, si fréquentes autrefois. Cependant, si rares soient-elles actuellement, nous croyons, pour être complet, devoir en dire un mot :

DES ACCIDENTS OPÉRATOIRES AU COURS
DE L'HYSTÉRECTOMIE VAGINALE

Ils sont rares, nous l'avons dit. Ce sont :

1° *La blessure de l'uretère* ; elle sera évitée, si l'on a le soin de faire tirer l'utérus en bas; en outre, il faudra placer les pinces à forcipressure au ras de l'utérus dont on rasera la face externe lors de la section des ligaments larges;

2° *La blessure du rectum* ou même de la vessie; les valves : unicoudée de Péan en arrière, bicoudée en avant, seront des protecteurs précieux pour ces deux organes;

3° *L'hémorragie;* celle-ci ne se produira pas si, comme nous l'avons dit, l'on a soin de ne pas lâcher la prise de l'utérus. Celle qui est due au dérapage des pinces à forcipressure sera sûrement évitée par l'emploi systématique de « *pinces cloutées* » dont on aura soigneusement vérifié l'articulation.

Enfin, signalons la possibilité d'hémorragies tardives dues à la chute d'une escarre; actuellement cette complication est une rareté. Cependant, lorsqu'on n'a pu l'éviter malgré les précautions prises, c'est ordinairement du dixième au vingtième jour, quelquefois même après le trentième, qu'elle fait son apparition. Son traitement se bornera à un tamponnement vaginal serré.

SOINS CONSÉCUTIFS ET PANSEMENT

Après s'être assuré, par une injection vaginale chaude, qu'aucune artère ne saigne plus, on procédera au pansement, lequel comporte plusieurs indications utiles à rappeler :

On ne fera pas d'occlusion, mais un *large drainage;*

entre les pinces sera placée une large mèche de gaze iodoformée que l'on enfoncera à deux travers de doigt au-dessus de l'orifice vaginal; elle est destinée à faire tout à la fois le drainage nécessaire et l'oblitération du fond du vagin, de telle sorte qu'elle empêche, comme un bouchon, l'engagement, dans le vagin, d'une ou de plusieurs anses grêles: en outre, elle sera le centre d'organisation d'adhérences qui, peu à peu, contribueront à la fermeture de la plaie vaginale. Elle sera laissée en place cinq jours: en l'enlevant prématurément, on risquerait une hernie des anses intestinales que les adhérences n'auraient pas la force encore de maintenir dans la cavité abdominale. Ajoutons que cette mèche est, d'ordinaire, repérée avec un fil de soie.

Entre les pinces à demeure et les parois vaginales, il faut insinuer des mèches protectrices destinées à pallier le contact offensant des pinces sur les parois vaginales. On les enlèvera au bout de 48 heures pour retirer les pinces à forcipressure.

Enfin, pendant les quatre premiers jours, on laissera une sonde de Malécot à demeure dans la vessie, afin d'éviter que la femme ne souille son pansement.

Dès le septième jour, ou mieux le huitième, on ne mettra plus de mèche vaginale, parce qu'à ce moment, l'élimination des escarres commence à se faire et les mèches risqueraient dès lors de s'imbiber de produits septiques et mal odorants.

Nous ne dirons que quelques mots sur la technique à suivre pour l'enlèvement des pinces cloutées: ces pinces seront enlevées au bout de 48 heures; cette petite manœuvre n'offre pas de difficultés, mais doit être faite d'une façon méthodique, en ayant soin de pratiquer successivement pour chaque pince ce que nous allons indiquer : les anneaux des pinces, une fois libérés de leur cran d'arrêt, il faudra écarter les deux branches doucement et complètement jusqu'à ne plus sentir de résistance; puis, on les refermera à demi seulement et on les tirera à l'extérieur en leur imprimant de petits mouvements de translation. Cette double manœuvre aura pour but d'éviter la dilacération des tissus forcipressurés, et, l'agrippement d'une anse intestinale procidente dans les mors d'une pince que l'on resserrerait trop complètement.

Nous nous sommes efforcé, au cours de cette description, d'être aussi explicite que possible ; nous serons très heureux d'y être parvenu. Il ne nous reste plus maintenant qu'à rapporter les quelques observations toutes inédites, que nous avons eu le bonheur de pouvoir recueillir, sauf l'avant-dernière, dans le service gynécologique de notre Maître, le professeur Pozzi, et que nous publions à titre d'exemples.

OBSERVATIONS

Observation n° 1.

Observation de Mme B...
Age : 38 ans.
Profession : fleuriste.
Entrée dans le service le 6 mai 1912.
Opérée le 25 mai, par M. le professeur Pozzi.
Sortie le 15 juin.
Indications à la voie basse : sclérose utérine ; hémorragies.

Elle entre à l'hôpital Broca pour consulter au sujet de pertes rouges et jaunes qui l'inquiètent.

ANTÉCÉDENTS HÉRÉDITAIRES. — Son père et sa mère vivent et sont bien portants.

ANTÉCÉDENTS COLLATÉRAUX. — Deux sœurs et un frère bien portants.

ANTÉCÉDENTS PERSONNELS. — Pas de maladies d'enfance. Elle a été réglée à 11 ans et demi. Dès cette époque, les règles étaient très abondantes et très douloureuses. Leur durée était de six à huit jours pendant lesquels elle était obligée de garder le lit. Comme conséquence de ces règles abondantes, la malade éprouvait une grande faiblesse. Vers l'âge de 15 ans et demi, elle fit de l'anémie aiguë.

Mariée à 22 ans ; mère de deux enfants : un qu'elle eut à

23 ans, l'autre à 24 ans. La malade eut aussi deux avorte-
ments ; le premier de six semaines, et qu'elle fit peu après
son mariage. Le second de six semaines également, et qui
eut lieu à l'âge de 25 ans.

HISTOIRE DE LA MALADIE. — Depuis l'âge de 20 ans, elle
a remarqué que ses règles augmentaient tant en fréquence
qu'en abondance. Revenant assez irrégulièrement tous les
vingt jours jusqu'au mois d'octobre 1911, où elles apparurent le 3 au lieu du 12, abondantes au point d'inquiéter
la malade. Le sang rouge noirâtre, mélangé à de gros caillots et cela jusqu'au mois d'avril 1912.

Vers le 20 avril, les pertes s'arrêtent après avoir progressivement diminué et s'être modifiées en un écoulement
plus clair, rosé. La malade cependant dit n'avoir jamais
ressenti de douleurs au niveau du bas ventre, ni dans la
région lombaire, ni dans les cuisses. Le dimanche 5 mai,
nouvelles pertes rouges avec caillots.

A partir de ce moment, les pertes ne s'arrêtent plus et la
malade se trouve dans un grand état de faiblesse : elle res-
sent aussi des douleurs assez vives dans la région lombaire, dont les irradiations se font vers les cuisses.

Elle ne présente pas de troubles urinaires.

TOUCHER. — Au toucher combiné à la palpation bimanuelle, on arrive sur une masse dure qui déprime le cul-
de-sac postérieur, conséquence de la rétroflexion de l'utérus ; cette rétroflexion est partiellement réductible. On ne
constate pas d'annexite concomitante.

COMPTE RENDU OPÉRATOIRE. — La malade est opérée le
25 mai 1912 par M. le professeur Pozzi. L'exploration de
la cavité utérine à l'hystéromètre la montre très légèrement augmentée de volume. Après anesthésie, la malade
est mise en position dorso-sacrée.

On pratique alors une incision circulaire cernant le museau de tanche à 1 centimètre environ de l'orifice cervical. Décollement vésico-utérin et placement de la valve bicoudée pour protéger la vessie et les uretères ; on procède ensuite au décollement recto-utérin et l'on insinue dans le cul-de-sac de Douglas la grande valve unicoudée de Péan. Puis hémisection médiane de la face antérieure de l'utérus ; à ce moment, et dès le placement des trois paires de pinces clouées, on fait basculer l'utérus. Deux pinces clouées, l'une courbe, l'autre droite, sont placées alors de chaque côté et au ras de l'utérus, après quoi l'on s'assure de l'hémostase de la tranche de section : elle est parfaite.

Le pansement se fait comme à l'ordinaire, avec introduction d'une mèche axiale large, iodoformée, et de mèches blanches vaginales pour protéger les parois du vagin de l'action contusive des pinces laissées à demeure.

EXAMEN DE LA PIÈCE. — L'utérus est un peu hypertrophié, mais dans de faibles proportions ; pas de nodules fibreux isolés, sauf peut-être un peu d'encapsulement d'une masse scléreuse qui occupe la paroi antérieure de l'utérus, et dont la ligne de séparation est assez nette et régulière du côté de l'isthme de l'utérus d'avec le tissu sain. L'épaisseur de la paroi utérine est de 2 centimètres au moins ; la cavité de l'organe est très réduite. Le col est malade, très irrégulier, hypertrophié ; ses lèvres sont éversées avec ectropion de la muqueuse cervicale et plusieurs œufs de Naboth de volume moyen.

(Pièce n° 1639 du *Laborat. d'Anat. Path. de la Clinique gynécologique* du professeur Pozzi.)

Observation n° 2.

Observation de Mme M...
Age : 46 ans.
Profession : ménagère.
Entrée dans le service le 13 juin 1912.
Opérée par M. le professeur Pozzi le 20 juin 1912.
Indications à la voie basse : obésité ; hémorragies.

HISTOIRE DE LA MALADIE. — Entrée dans le service pour des métrorragies, en même temps qu'elle souffre dans l'hypogastre et dans le flanc droit. Elle a été soignée déjà par son médecin pour métrite, et les pansements créosotés qui lui furent faits à cette date demeurèrent sans grand résultat appréciable, de même que les attouchements au nitrate d'argent sur la muqueuse cervicale.

Au début de mai 1912, elle a été prise, un soir, après dîner, d'une crise douloureuse extrêmement vive, localisée à l'ombilic et irradiée dans le flanc droit. Ces douleurs ont rétrocédé en deux ou trois jours, grâce à des compresses très chaudes laudanisées, appliquées sur les régions sensibles.

Mais les métrorragies persistant, tant en abondance qu'en fréquence, ses forces déclinèrent rapidement ; des tiraillements excessivement pénibles, firent leur apparition, et se localisèrent à la région lombaire et à la région dorsale. La malade nous les a définis ainsi : « C'est, disait-elle, comme si l'on m'arrachait les épaules. » Bien avant l'époque de ses règles, des douleurs vives étaient ressenties dans la région lombaire avec irradiations dans les plis inguinaux.

La nuit, elle est souvent réveillée par des palpitations douloureuses, mais elle ajoute qu'elles ne sont apparues que depuis qu'elle sait devoir subir une opération ; c'est un phénomène purement nerveux, car, à l'auscultation, les bruits du cœur sont bien frappés et normaux.

C'est à la suite de cet affaiblissement progressif que, sur le conseil de son médecin, elle est venue consulter à la clinique de gynécologie du professeur Pozzi.

En résumé : au début de son affection, ménorragies prolongées ; ses époques avaient une durée de quatre jours, et le sang était rouge noirâtre, avec nombreux caillots. Par la suite, métrorragies qui, par leur fréquence, l'affaiblirent considérablement. Ajoutons qu'avant ses époques, elle ressentait des douleurs sourdes dans l'hypogastre, parfois lancinantes, avec sensation pénible de pesanteur.

ANTÉCÉDENTS PERSONNELS. — Fut réglée à l'âge de 12 ans ; ses époques étaient alors régulières et non douloureuses, à part quelques tiraillements lombaires ; elles étaient, en outre, assez abondantes, puisqu'elle salissait huit serviettes ; le sang était bien rouge, sans caillots ; leur durée était de quatre jours.

Mariée à 21 ans ; trois enfants sont nés de ce premier mariage ; accouchements normaux et délivrances sans particularités à signaler. Son premier mari mourut à l'âge de 35 ans, bacillaire. Peu après, elle perdait deux de ses enfants ; le troisième seul est vivant à l'heure actuelle.

Se remaria en 1897 ; deux enfants naissent de cette union ; à signaler : une fausse couche de quatre mois et demi avec rétention placentaire de quelques heures et quelques accidents infectieux consécutifs. C'est depuis cette époque qu'elle a commencé à souffrir de pesanteur, de tiraillements hypogastriques, dont nous avons parlé précédemment, ainsi que des ménorragies abondantes qui l'affaiblirent au point qu'elle dût venir consulter.

ANTÉCÉDENTS HÉRÉDITAIRES. — Rien de très particulier : son père est mort à 68 ans d'une attaque d'apoplexie cérébrale. Sa mère fut victime de l'oxyde de carbone par accident. Un frère vivant. Deux sœurs, dont une seule est vivante aujourd'hui, l'autre étant morte subitement.

EXAMEN LOCAL. — Au toucher on sent au niveau du cul-de-sac postérieur du vagin, une masse ronde, dure, occupant le cul-de-sac de Douglas et se prolongeant nettement avec le corps de l'utérus ; il est aisé de reconnaître qu'il s'agit là du fond de l'utérus très hypertrophié en forme de massue, à la fois rétroversé, et siège d'une tumeur régulière, dure, qui n'est certainement pas d'origine inflammatoire et qui est indépendante des annexes. En un mot, il s'agit d'un corps fibreux de la face postérieure de l'utérus ayant entraîné la rétroversion de cet organe. Ajoutons que cette masse fibreuse dépasse à peine le volume du poing et qu'elle ne s'élève pas au-dessus du détroit supérieur : il s'agit donc nettement d'un fibrome pelvien.

EXAMEN GÉNÉRAL. — Cet examen général de la malade est important au point de vue qui nous occupe ; il s'agit d'une femme obèse dont les parois abdominales très flasques sont surchargées de graisse et dont le ventre est, en quelque sorte, « en besace ». C'est la raison pour laquelle il fut fait droit à sa demande, car cette femme désirait vivement se voir débarrassée de son mal, sans être obligée de se voir ouvrir le ventre.

COMPTE RENDU OPÉRATOIRE. — Malade en position dorso-sacrée. Anesthésie à l'éther.

Exposition du col : la lèvre postérieure est excessivement hypertrophiée et présente à sa partie médiane une grosse saillie sphéroïdale, qu'on suppose tout d'abord être un fibrome du col.

Pour diminuer le volume du col, on décide d'énucléer en un premier temps ce fibrome du col ; mais dès l'incision verticale pratiquée au bistouri sur la partie médiane de la tumeur, il s'écoule un liquide visqueux grisâtre ; il s'agit, en réalité, non d'un fibrome, mais d'un œuf de Naboth très volumineux ; il est exprimé au maximum, et le volume du col ainsi notablement réduit.

L'hystéromètre montre une cavité très développée : 11 cm. 5 à 12 centimètres. La muqueuse cervicale est alors incisée circulairement et très près de l'orifice cervical, malgré l'hypertrophie considérable du col, pour ménager deux lèvres importantes de muqueuse qui permettront, à la fin de l'opération, de réduire la brèche trop considérable.

Incision médiane du col et repérage de la lèvre antérieure par deux pinces immuables de traction. L'hémisection est prolongée pendant une dizaine de centimètres environ. Trois prises successives avec des pinces de Museux suffisent à attirer l'utérus assez pour le faire basculer en avant. Avec la face postérieure apparaît la saillie du myome principal qui est agrippé et attiré avec une forte pince.

PLACEMENT DES PINCES. — 1° A gauche d'abord, trois pinces clouées courbes ; 2° à droite, de même trois pinces clouées courbes.

Pendant qu'on serre la première pince de droite, la pince moyenne du côté gauche se desserre spontanément ; elle est resserrée provisoirement. La pince enlevée, on vérifie l'hémostase à gauche.

L'ovaire ayant été en partie intéressé dans la forcipressure, M. le professeur Pozzi se décide à enlever de ce côté les annexes, et peut placer aisément, *au-dessus des deux premières pinces* primitivement mises, une seule pince cloutée courbe. Il y a donc, au total, trois pinces cloutées courbes à droite, et deux pinces cloutées courbes à gauche.

La brèche un peu considérable, faite au fond du vagin et par laquelle l'intestin a fait hernie à un moment où la malade poussait un peu, a besoin d'être rétrécie ; aussi, M. le professeur Pozzi place-t-il de droite à gauche :

1° Une grosse mèche iodoformée ;

2° Un point de catgut n° 1 ;

3° Une mèche iodoformée plus petite.

Protection du vagin contre les pinces par quatre mèches blanches ; sonde de Malécot à demeure et pansement habituel.

Examen de la pièce. — Utérus un peu augmenté de volume avec un petit myome sessile sur la face postérieure. A l'ouverture sagittale de la cavité utérine, on reconnaît nettement l'existence d'un myome sous-muqueux, sessile, gros comme une petite noix verte, implanté sur la face postérieure de l'organe et tombant dans la cavité en soulevant la muqueuse ; celle-ci ne présente pas de lésions. Les annexes sont saines.

Observation n° 3.

Observation de Mme L...

Age : 39 ans.

Profession : domestique.

Entrée dans le service le 20 juillet 1912.

Opérée le 10 août, par M. le docteur Proust.

Sortie le 1er septembre.

Indications à la voie basse : obésité, hémorragies.

La malade entre à l'hôpital pour des douleurs abdominales et pour une hernie inguinale droite.

Réglée vers 15 ans, d'une façon régulière. Ses époques avaient une durée moyenne de huit jours ; elles étaient très douloureuses et contraignaient la malade à rester au lit.

En 1907, lors de son troisième accouchement, la malade eut le périnée déchiré ; elle subit l'opération de la périnéorraphie à l'hôpital Broca, pratiquée par M. le professeur Pozzi.

Malgré cette opération, la malade continuait à souffrir : douleurs abdominales sourdes, mais incessantes, irradiées dans les flancs, dans les cuisses. La région lombaire surtout était le siège de vives douleurs.

La malade dit n'avoir eu de pertes rouges que depuis trois mois. Elle nous apprend qu'en 1901 dernier, elle a eu une crise appendiculaire avec phénomènes généraux graves. Cependant, l'intervention chirurgicale ne fut pas jugée nécessaire, paraît-il, et après trois semaines de repos absolu au lit, avec glace sur l'abdomen, la malade put reprendre ses occupations et son travail habituels. Depuis cette première crise, les phénomènes douloureux du côté de l'appendice se seraient reproduits de temps à autre, mais d'une façon irrégulière et très atténuée.

INSPECTION. — A l'inspection, le ventre est couvert de vergetures, mais avec un *pannicule adipeux très développé*. On note une hernie inguinale droite facilement réductible par la pression digitale.

PALPATION. — Ventre très adipeux. La palpation ne réveille pas de douleurs au point de Mac-Burney.

TOUCHER. — Le fond de l'utérus est fléchi sur le corps

4

et vient bomber dans le cul-de-sac de Douglas ; il y a, en même temps que cette rétroflexion, une rétroversion manifeste : le col utérin est reporté très en avant, derrière le pubis. L'utérus a conservé *toute sa mobilité* et on arrive facilement à lui communiquer des mouvements par le palper bimanuel. Dans l'ensemble, il paraît dur et légèrement augmenté de volume.

DIAGNOSTIC. — Utérus scléreux rétroversé et rétrofléchi justiciable, en raison des hémorragies et de son petit volume, de l'hystérectomie vaginale.

COMPTE RENDU OPÉRATOIRE. — Nous sommes en présence d'une malade qui présente des hémorragies et le diagnostic de fibrome a été posé.

Sa paroi abdominale flasque et très grasse est une indication à pratiquer l'hystérectomie vaginale de préférence à l'abdominale.

La malade est anesthésiée au chloroforme et mise en position déclive.

Incision circulaire du vagin et ouverture facile et rapide des deux culs-de-sac. On fait basculer l'utérus et on place des pinces sur le haut des ligaments larges. On procède alors à l'ouverture terminale du cul-de-sac postérieur. Des pinces sont jetées sur les utérines. En tout, six pinces cloutées et une pince américaine.

EXAMEN DE LA PIÈCE. — L'utérus est de petit volume, presque normal ou tout au plus très légèrement hypertrophié. Son tissu est de consistance dure, scléreuse, et ses parois sont excessivement épaissies ; la tranche de section antérieure a, pour le moins, 2 centimètres d'épaisseur ; la cavité utérine est très réduite.

(Pièce n° 1711 du *Labor. d'anat. path. de la clinique de gynécologie* du professeur Pozzi).

Observation n° 4.

Observation de Mme G...

Age : 40 ans.

Entrée dans le service le 30 novembre 1912.

Opérée par le professeur Pozzi, le 3 décembre 1912.

Indications à la voie basse : corps fibreux petit ; hémorragies abondantes.

Entrée à la clinique de gynécologie pour des douleurs abdominales et surtout pour des pertes sanguines extrêmement fréquentes et dont l'abondance l'inquiète.

ANTÉCÉDENTS PERSONNELS. — Elle a échappé aux maladies de l'enfance ; elle a été réglée vers l'âge de 15 ans ; règles bien régulières et revenant à peu près tous les vingt-cinq jours ; elles étaient cependant précédées de douleurs abdominales pendant quelques heures ; peu abondantes jusqu'il y a un an environ.

La malade s'est mariée à l'âge de 22 ans et eut une fille deux ans après. L'accouchement fut normal et rien de particulier n'est à signaler à cet égard. Cependant, la malade ayant voulu nourrir son enfant au sein, en demeura assez affaiblie par la suite. Pas d'autre grossesse depuis lors ; pas de fausses couches ; à la suite de son accouchement, la malade eut de nombreuses pertes blanches, pour lesquelles elle fut soignée au moyen de pansements vaginaux, jusque voilà un an environ. A cette époque, c'est-à-dire à l'âge de 39 ans, la malade commença à souffrir de l'abdomen ; d'abord au moment des règles, puis pendant plusieurs semaines de suite ; enfin, depuis quelques mois, les douleurs durent non seulement pendant les règles, mais encore pendant toute la période intermenstruelle. La malade ne peut définir le caractère de ces douleurs qu'en les comparant à des élancements avec irradiations vers les régions inguinales; ce ne sont pas, selon son expression, de simples coliques comme les douleurs prémenstruelles, mais des élancements très douloureux.

Depuis la même époque, c'est-à-dire depuis un an, les règles ont augmenté considérablement tant comme durée que comme quantité. En durée, elles dépassent huit jours un mois sur deux; en quantité, elles sont abondantes, faites de sang liquide et de gros caillots.

Il y a six mois, la malade fut examinée par M. le docteur Bazy qui constata la présence d'un polype, lequel fut enlevé le 13 juin dernier; cependant, malgré cette intervention, la malade continuait à perdre abondamment. Enfin, le mois dernier, les pertes sanguines augmentèrent à ce point, que la malade ne resta que deux jours sans perdre de sang.

EXAMEN PHYSIQUE. — *Palper.* — La palpation du ventre ne donne que peu de renseignements par elle-même.

Toucher et palpation bi-manuelle. — On sent l'utérus très mobile dont le fond remonte à peu près à quatre travers de doigt au-dessus du pubis; il est déjeté à droite, et renversé en rétroposition. Sur sa partie antérieure, on perçoit assez facilement une masse fibreuse du volume d'une orange à peu près et dont la surface est bosselée.

Le col est gros, épais, avec un orifice assez régulier. Les annexes, non douloureuses au toucher, ne semblent pas malades.

Enfin, la malade souffre depuis quelques mois, dit-elle, de troubles urinaires avec envies fréquentes d'uriner; les urines sont troubles, émises en petite quantité, sauf à certains moments, où la malade urinait beaucoup. L'analyse

faite à l'hôpital Broca donne les renseignements sui-
vants :

Aspect : jaunâtre, très trouble, avec abondant dépôt.

Quantité : 250 centimètres cubes.

Réaction : acide.

Urée : 23 grammes par litre.

Ni sucre, ni albumine.

Pas de troubles rectaux, pas de constipation ; assez bon
état général ; l'examen du sang décèle cependant une anémie légère d'origine hémorragique. Le nombre des globules rouges est tombé à 4. 100. 000 au lieu de 4. 500. 000,
chiffre normal.

EXAMEN GÉNÉRAL. — L'auscultation ne décèle rien de
pathologique du côté de l'appareil pulmonaire. Le cœur
est normal.

Au niveau du tronc, la malade présente une éruption
dont elle ne s'est pas aperçue et ne se souvient pas de sa
date d'apparition. Il semble qu'elle soit de date récente et
qu'il s'agisse de simples sudamina.

La malade fut opérée à la clinique de gynécologie, par
le professeur Pozzi, le 3 décembre 1912.

TECHNIQUE OPÉRATOIRE. — Le vagin étant exposé par
des valves, le col, qui est absolument sain d'aspect, avec
un orifice arrondi, bien que la malade ait eu un enfant, est
saisi avec deux pinces directrices de Museux placées dans
les commissures.

La cavité utérine, mesurée à l'hystéromètre, a 10 centimètres de longueur.

Le vagin étant extrêmement étroit, M. le professeur
Pozzi incise la muqueuse tout autour du col par une incision qui n'est pas circulaire, mais en forme de V à conca-
vité supérieure, tant sur la lèvre antérieure que sur la

lèvre postérieure, et dont les angles de réunion remontent sur les côtés du col.

En haut, la vessie est dégagée à coups de ciseaux, puis au doigt, réclinée à mesure avec l'écarteur bicoudé.

Le rectum est séparé de même sur la face postérieure, et ce décollement doit être poussé très loin. Enfin, le cul-de-sac de Douglas est ouvert, et l'on protège le rectum avec la valve carrée de Péan.

M. le professeur Pozzi amorce alors la section médiane de la paroi antérieure de façon à ouvrir le cul-de-sac péritonéal vésico-utérin. Dès lors, sentant que l'utérus aura du mal à descendre, et les deux culs-de-sac péritonéaux étant ouverts, M. le professeur Pozzi isole entre les doigts le pied du ligament large, place une pince cloutée droite au ras de l'utérus, et sectionne ainsi de chaque côté la base du ligament large et les artères utérines, ce qui permet à l'utérus de s'abaisser déjà ; puis l'incision est poursuivie sur la paroi antérieure, les tranches de section étant amarrées au fur et à mesure avec des couples de pinces à traction.

La bascule de l'utérus ne se fait pas facilement ; M. le professeur Pozzi résèque alors avec le bistouri à morcellement un coin de la face antérieure où se trouve un corps fibreux du volume d'une petite mandarine ; deux fragments du volume d'une petite noix sont ainsi successivement enlevés ; malgré cela, la bascule se fait encore mal, les pinces de Museux emportant le morceau à la moindre traction dans ce tissu fibromateux friable.

M. le professeur Pozzi place alors une seconde pince à clous droite, sur l'étage moyen du ligament large gauche et peut dès lors libérer un peu plus la masse de son utérus. Puis, renonçant à placer de nouvelles pinces à traction,

il harponne avec les érignes à manches la face antérieure
de l'utérus, et par tractions douces et continues, en dépla-
çant les érignes pour gagner un nouveau centimètre à
mesure que l'utérus se dégage, il achève, cette fois, la
bascule complète.

Au cours de ce dégagement, M. le professeur Pozzi fait
décrire à l'utérus un quart de tour de spire, afin qu'il se
dégage par son angle le plus mince à travers le vagin
remarquablement étroit. On s'aperçoit alors que l'une des
pinces de Museux haut placée a pincé une anse grêle dans
laquelle elle a fait une petite piqûre punctiforme. Celle-ci,
qui d'ailleurs ne donne ni sang ni liquide d'aucune sorte,
et qu'un petit bouchon muqueux obture spontanément dès
que la pince est enlevée, est cependant enfouie dans une
petite bourse de fin catgut.

Une pince cloutée courbe est alors placée de haut en
bas sur la partie supérieure du ligament large gauche.
Deux pinces cloutées courbes sont nécessaires pour le
ligament large droit.

A ce moment, une hémorragie en nappe assez abondante
se déclare, mais elle cède à une irrigation chaude, montrant
ainsi que c'est seulement la tranche vaginale qui saigne

Grosse mèche axiale iodoformée ;

Mèches blanches de protection en dehors des pinces ;

Sonde de Malécot dans la vessie.

EXAMEN DE LA PIÈCE. — L'utérus est très hypertrophié avec
un col en assez mauvais état, irrégulier, fortement déchiré
sur la commissure gauche et au niveau de la lèvre postérieure.

Tout l'ensemble de l'utérus est dur et scléreux. Dans la
paroi antérieure se trouve un fibrome interstitiel du volume
d'une très grosse noix verte ; c'est celui dont on a dû pratiquer le morcellement au cours de l'intervention.

Sur la face postérieure de l'organe se trouve un tubercule fibreux, sessile, gros comme une très grosse bille.

Dans la cavité utérine et au niveau de l'isthme s'implante un polype muqueux dont le volume excède celui d'une très grosse tête d'épingle à chapeau.

(Pièce n° 1802 du *Lab. d'an. path. de la clinique gynécologique* du professeur Pozzi.)

Observation n° 5.

Observation de Mme B...

Entrée dans le service le 6 novembre 1912.

Opérée par M. le professeur Pozzi le 30 novembre 1912.

Indications de la voie basse : obésité et petit corps fibreux ; hémorragies.

ANTÉCÉDENTS HÉRÉDITAIRES. — Père mort d'un accident.

ANTÉCÉDENTS COLLATÉRAUX. — Douze frères et sœurs, tous morts de 1 à 5 ans.

ANTÉCÉDENTS PERSONNELS. — N'a eu aucune des maladies de l'enfance, telles que rougeole, coqueluche, etc. Aucune maladie de l'adolescence ; enfin, mariée, n'a jamais été malade et n'a pas fait de fausses couches.

Elle a été réglée à l'âge de 12 ans ; ses époques étaient régulières et le furent ainsi jusqu'à l'âge de 50 ans ; ses règles étaient abondantes, leur durée était de huit à dix jours ; n'a jamais eu de retards, jamais de pertes blanches.

Elle eut trois enfants, tous venus au monde dans de bonnes conditions. Ces enfants sont vivant[x] et âgés respectivement de 31, 30 et 29 ans. Ses règles n'ont jamais cessé d'être régulières jusqu'à la fin de septembre 1911, époque à laquelle elle fut ménopausée. A noter qu'en 1911, à la suite de la cessation de ses règles, la malade eut une congestion cérébrale qui nécessita son transport et son admission à Lariboisière.

Le 6 novembre dernier, la malade vint consulter à la clinique de gynécologie du professeur Pozzi, au sujet d'abondantes pertes rouges survenant par intermittences et se répétant, au dire de la malade, à l'occasion des injections vaginales ; ce qui, par la suite, ne fut pas confirmé par l'infirmière de service, une fois qu'elle eut été admise.

Il y avait déjà trois semaines que la malade perdait abondamment en rouge, avant qu'elle ne se décidât à venir consulter à ce sujet. Ces hémorragies répétées et profuses l'avaient profondément affaiblie et c'est inquiète de ce déclin rapide de son état de santé, qu'elle vint demander conseil à l'hôpital Broca, où elle fut admise.

PALPATION. — A la palpation, le ventre est souple, non douloureux ; la paroi est flasque et grasse. On arrive à sentir une masse à droite de la ligne médiane.

TOUCHER. — Le col est petit et conique, de consistance dure. Le corps utérin, lui aussi, est dur, augmenté considérablement de volume et prolabé dans le cul-de-sac de Douglas où le doigt arrive à le percevoir sous forme d'une tumeur résistante.

Les culs-de-sac latéraux sont souples. Aucune douleur au toucher.

EXAMEN GÉNÉRAL. — Paroi abdominale flasque, infiltrée de graisse. Rien du côté de l'appareil pulmonaire. Second bruit clangoreux à l'auscultation du cœur. Pas de constipation. Pas de troubles vésicaux.

TECHNIQUE OPÉRATOIRE. — Incision circulaire de la

muqueuse vaginale sur le col. Dégagement de la vessie en avant, et du rectum en arrière. Le dégagement du rectum se fait sans difficultés ; et on le protège par la valve carrée de Péan ; mais le dégagement de la vessie est autrement difficile, par suite de la saillie d'un gros lobe fibreux antérieur.

Deux pinces droites clouées sont placées d'emblée sur les utérines ; on commence dès lors l'hémisection de la paroi antérieure après que la section du pied du ligament large en dedans des deux premières pinces a permis une mobilisation relative de l'utérus.

La bascule du corps utérin est difficile à cause de la présence, dans la région antéro-latérale droite du corps et jusque vers la corne, d'un corps fibreux gros comme une très grosse noix verte ; le tissu utérin friable se rompt sous la pince de traction ; cependant, M. le professeur Pozzi arrive à dégager la pièce en bloc, sans morcellement, grâce à l'emploi des érignes à manches. Malgré cette nouvelle difficulté, il tient absolument à éviter le morcellement, parce que l'on soupçonne, chez cette femme, la possibilité d'un cancer du corps, étant donné qu'elle a fait sa ménopause avant le début des hémorragies actuelles.

Du côté gauche, une pince clouée courbe est assez facilement placée de haut en bas sur le ligament large ; mais à droite, et à cause de la présence d'un fibrome déjà signalé, deux pinces sont nécessaires et sont d'ailleurs très difficiles à mettre en bonne place. En tout cinq pinces.

Mèche axiale iodoformée.

Mèches blanches de garniture en dehors des pinces.

Sonde de Malécot dans la vessie.

Examen de la pièce. — L'examen de la pièce montre

qu'elle est formée de petits fibromes ; le plus gros bosselle le côté droit du corps utérin. Il y en a un autre, interstitiel, dans la paroi antérieure.

Celui qui a rendu si difficile le dégagement de la vessie, un petit fibrome du volume d'une grosse bille, s'implante sur le fond de l'organe, et il en existe un autre à peu près du même volume sur la face postérieure de l'isthme, comme des tubercules secondaires sur une pomme de terre.

Enfin, en prolongeant un peu l'ouverture antérieure, on met en évidence un polype fibreux intra-utérin, implanté sur le fond de l'organe, lisse, arrondi, gros comme une petite noix, et qui paraît avoir été la source des abondantes hémorragies qui ont fait envoyer cette malade à Broca, de Brévannes où elle était hospitalisée.

(Pièce n° 1798 du *Lab. d'an. path. de la clinique gynéc.* du professeur Pozzi.)

Observation n° 6.

Observation de Mme G...

Age : 40 ans.

Profession : ménagère.

Entrée dans le service le 28 juin 1912.

Opérée par M. Roubière le 27 juillet 1912.

Sortie le 22 août 1912.

Indications à la voie basse : hémorragies ; scléro - utérine et début de sphacèle du corps fibreux.

La malade vient consulter à la clinique gynécologique parce qu'elle a des pertes rouges abondantes qui l'affaiblissent, et au sujet de douleurs dans le bas ventre.

ANTÉCÉDENTS HÉRÉDITAIRES. — Son père est mort d'une maladie qu'elle ne sait au juste déterminer.

Sa mère est morte à la suite de couches.

ANTÉCÉDENTS COLLATÉRAUX. — Elle a un frère qui est bien portant. Un autre est mort, il y a quelques années, de fièvre typhoïde compliquée de perforation intestinale.

ANTÉCÉDENTS PERSONNELS. — A l'âge de 11 ans, elle a eu une scarlatine ; peu de temps après, une rougeole sans complications. Elle fut réglée à l'âge de 14 ans ; puis ses époques se suspendirent pendant au moins six mois, dit-elle. Quand, au bout de ce laps de temps, elles réapparurent, elles furent très douloureuses, obligeant la malade à garder le lit pendant trois ou quatre jours chaque mois.

A 20 ans. elle se marie. De 21 ans à 28 ans, elle eut trois enfants ; les couches furent normales et les enfants furent mis au monde sans accident d'aucune sorte.

A la suite du troisième accouchement, elle eut un prolapsus de la matrice, d'après les dires de la sage-femme. Puis, apparurent d'abondantes pertes blanches ; cependant, ses époques étaient revenues très régulières et normales, sans caillots ; à noter pourtant que la malade éprouvait des douleurs assez vives par instants dans la région hypogastrique, dont les irradiations se faisaient vers les cuisses et la région lombaire. En même temps, la quantité de sang perdue chaque mois allait en croissant et des pertes assez abondantes même apparurent dans la période intercalaire.

EXAMEN PHYSIQUE. — *Toucher.* — Le col est très haut derrière le pubis. Il est petit, allongé et dur.

Palpation bi-manuelle. — Par ce procédé, on arrive à sentir sur le corps une masse dure occupant la face antérolatérale droite de l'utérus.

Les culs-de-sac latéraux sont un peu douloureux.

Le cul-de-sac postérieur est libre.

TECHNIQUE OPÉRATOIRE. — Col largement exposé par des valves ; on incise circulairement la muqueuse vaginale sur le col utérin à 1 centimètre de l'orifice cervical.

Ouverture du cul-de-sac vésico-utérin et décollement de la vessie poursuivi assez haut ; valve bicoudée de protection.

Ouverture du cul-de-sac péritonéal recto-utérin assez difficile en raison d'adhérences ; valve carrée de Péan pour protéger le rectum.

Alors, on procède à l'hémisection sur la face antérieure de l'utérus, ce qui permet à ce dernier organe de descendre en se tassant, pour ainsi dire : la bascule de l'utérus en avant se fait, mais non sans difficultés.

Placement des pinces cloutées pour forcipresser les utérines de chaque côté et au ras de l'utérus.

Section des ligaments larges, en rasant l'utérus entre ce dernier et les « *pinces à clous* » du professeur Pozzi.

Extirpation de l'utérus et pansement de la plaie vaginale, après injection préalable d'eau bouillie chaude.

Mèche axiale iodoformée.

Mèches de garniture pour protéger les parois vaginales du contact offensant des pinces.

Sonde de Malécot dans la vessie.

EXAMEN DE LA PIÈCE. — L'utérus est énormément augmenté de volume ; il a la grosseur d'un volumineux poing d'adulte. Le tissu utérin est très friable, mou et saignant. Cet état peut être comparé à celui d'un utérus gravide et donne de grandes difficultés pour faire basculer l'utérus.

Le col présente une déchirure considérable du côté droit.

A l'intérieur de la cavité utérine, implanté, semble-t-il,
sur la face postérieure, au voisinage du fond, se détache
un fibrome sous-muqueux dont la saillie remplit toute la
cavité du corps, parfaitement arrondi, de la grosseur d'une
grosse noix verte et recouverte d'une muqueuse dont les
parties supérieures sont en voie de sphacèle.

Cette pièce peut être considérée comme un type de ce
que Guyon a appelé « *grossesse fibreuse* ».

(Pièce n° 1697 du *Lab. d'an. path. de la clinique gynéc.*
du professeur Pozzi.)

Observation n° 7

Observation de Mlle Paulette C...

Age : 23 ans.

Profession : fille de salle.

Entrée dans le service le 13 février 1912.

Opérée par M. le docteur Deverre, le 27 février 1912.

Sortie le 4 août 1912.

Indications à la voie basse : sclérose utérine ; hémorragies.

Cette malade vient consulter au sujet de douleurs abdominales et d'abondantes pertes rouges.

ANTÉCÉDENTS HÉRÉDITAIRES. — Sa mère est morte à
56 ans d'une congestion cérébrale.

Son père est encore vivant et bien portant.

ANTÉCÉDENTS COLLATÉRAUX. — Un frère bien portant.

ANTÉCÉDENTS PERSONNELS. — Bonne santé habituelle ;
a eu la rougeole à l'âge de 11 ans, sans complications.
Deux ans plus tard, une scarlatine.

Réglée à l'âge de 13 ans ; règles très abondantes et

fort prolongées, puisque leur durée était en moyenne de huit à dix jours. Elle salissait cinq à six serviettes par jour. Enfin, pendant les dix ou douze jours qui suivaient, immédiatement après ses époques, elle ressentait des douleurs assez vives dans le bas-ventre.

A l'âge de 18 ans, elle devint enceinte. Sa grossesse évolua normalement jusqu'au huitième mois, époque à laquelle elle accoucha sans accidents d'un enfant vivant. Ce dernier mourut en nourrice à l'âge de 4 mois.

Il y a deux ans, la malade commença à perdre, en blanc tout d'abord, puis en vert jaunâtre. Assez rapidement, ces pertes devinrent rosées, puis, de temps à autre, franchement rouges. Intermittentes dans les premiers temps, ces pertes finirent par devenir continues. Sang rouge avec des caillots noirâtres.

Depuis cette époque, la malade n'a cessé de perdre, sauf pendant les trois ou quatre jours qui précédaient ses menstrues. Ces hémorragies répétées ont profondément affaibli la malade.

Enfin, il y a un an de cela, à ces hémorragies se surajoutèrent des douleurs dans le bas-ventre apparaissant par crises assez aiguës, sourdes mais sans rémissions dans les intervalles. Cependant, la malade nous dit n'avoir jamais été obligée de garder le lit pendant ses crises.

État général bien conservé, en apparence. Cependant la malade se plaint de grande faiblesse ; son appétit est devenu capricieux et incertain. Ses digestions lentes et pénibles ; elle est assez fréquemment constipée. Par instants, elle a des palpitations cardiaques assez pénibles.

EXAMEN PHYSIQUE. — *Toucher et palpation bimanuelle.* — Le doigt introduit dans le vagin sent le col reporté très en arrière; l'utérus semble gros, ferme; il est en antéversion manifeste et légèrement dévié à gauche.

On perçoit les annexes dans le cul-de-sac vaginal droit; elles sont un peu grosses et légèrement sensibles. A gauche, on ne les perçoit pas.

Au spéculum : on aperçoit un col rouge, un peu tuméfié, mais sans ulcérations. De son orifice s'écoule une espèce de liquide jaunâtre et visqueux.

TECHNIQUE OPÉRATOIRE. — Après exposition du col par deux valves, on pratique sur lui une incision le circonscrivant de près; l'ouverture du cul-de-sac vésico-utérin est relativement assez facile; celle du cul-de-sac de Douglas est plus laborieuse, étant donnée l'épaisseur assez grande du péritoine.

L'hémisection est pratiquée sur la face antérieure de l'organe en s'aidant d'une forte sonde de Nélaton, comme le conseille le professeur Pozzi. Cependant l'utérus est difficile à abaisser, car son tissu est très friable, ce qui rend sa bascule peu facile. M. Deverre y parvient toutefois et place des clamps : six au total.

Résection d'un peu d'épiploon adhérent.

La trompe droite retombe dans le champ opératoire; on la sectionne après s'être assuré que son pôle axial est ligaturé ou pincé.

Pansement avec grosse mèche axiale iodoformée;

Mèches de garniture blanches pour protéger les parois vaginales;

Sonde de Malécot dans la vessie.

EXAMEN DE LA PIÈCE. — Utérus très volumineux, gros comme un petit poing d'adulte, scléreux dans toute son épaisseur avec, dans la paroi antérieure, un fibrome interstitiel friable qui se déchirait sous les pinces et qui créa les plus grandes difficultés à la bascule du corps utérin.

Toute la muqueuse du corps de l'utérus est recouverte de productions polypeuses qui lui donnent un aspect grenu, et, par places, presque filamenteux.

(*Pièce n° 1559 du Lab. d'an. path. de la clinique de gynécologie* du professeur Pozzi.)

Observation n° 8.

Observation de Mme L....

Age : 48 ans.

Sans profession.

Opérée par M. le professeur Pozzi le 24 novembre 1912.

Indications à la voie basse : petit corps fibreux et dégénérescence scléro-kystique du col.

Cette dame a été soignée, il y a seize ans, pour une métrite catarrhale du col par M. le professeur Pozzi ; elle a eu quatre enfants par la suite, dont le dernier est âgé de 15 ans, sa métrite cervicale ayant rapidement guéri.

Depuis cette époque, elle n'eut, à aucun moment, de troubles du côté de son appareil génital. A noter que, dans ses antécédents de famille, elle a une sœur qui fut atteinte d'un fibrome sous-péritonéal.

Cet été, Mme L.... a commencé à avoir des pertes rouges survenant dans l'intervalle de ses règles, lesquelles, du reste, dès cette époque, augmentèrent tant en abondance qu'en durée. En outre, à signaler un peu de leucorrhée glaireuse.

En novembre dernier, à l'examen physique on constata que le col était très hypertrophié, à lèvres éversées et boursouflées, parsemées de petits points jaunâtres qui, au premier aspect, éveillent l'idée d'une lésion de mauvaise nature.

Au toucher, le col présente des points indurés, mais il n'est nullement saignant ; le diagnostic posé fut celui de dégénérescence scléro-kystique avancée.

Le corps de l'utérus un peu augmenté de volume paraît atteint de métrite parenchymateuse ; toutefois, les métrorragies font soupçonner la présence d'un petit corps fibreux interstitiel ou sous-muqueux ; le cathétérisme de la cavité utérine donne 8 centimètres.

Considérant :

1° L'état du col qui nécessiterait sûrement une opération ;

2° La probabilité d'une dégénérescence fibreuse du corps de l'utérus, on décide une intervention par la voie vaginale, vu le petit volume relatif de l'utérus, sa mobilité et la moindre gravité de l'intervention par voie basse que par voie haute, abdominale, chez une malade anémique et affaiblie.

COMPTE RENDU OPÉRATOIRE. — L'opération a lieu le 24 novembre 1912 ; elle est pratiquée par M. le professeur Pozzi, au domicile de la malade. Aucun accident à enregistrer : l'incision circulaire pour désinsérer les culs-de-sac vaginaux est très saignante, de même le décollement de la vessie d'avec la face antérieure de l'utérus.

On met deux pinces de bas en haut sur le col, de façon à pincer les utérines et se rendre maître de l'hémorragie ; on achève ensuite la forcipressure du ligament large par quatre pinces cloutées saisissant le ligament large de haut en bas : en tout six pinces. L'opération se poursuit ensuite sans incidents ni accidents.

Les suites de l'opération sont normales et la malade peut se lever dès le vingt et unième jour.

EXAMEN DE LA PIÈCE. — La pièce comprend un utérus volumineux avec un fragment de trompe et un fragment d'ovaire. L'utérus présente un col gonflé, dur, renfermant de nombreux petits kystes faisant saillie sur la surface extérieure du col et bien visibles à la section. La muqueuse interne du col et celle du corps sont quelque peu végétantes et hypertrophiées. Une incision pratiquée un peu en arrière du point d'insertion de la trompe laisse échapper un fibrome du volume d'une noix.

EXAMEN HISTOLOGIQUE. — Des coupes furent pratiquées dans le col de l'utérus et dans la muqueuse du col utérin, puis colorées à l'hématéine ; elles montrent :

a) Un col scléreux où les faisceaux du tissu conjonctif sont notablement hypertrophiés ; il renferme des glandes dilatées à contenu muqueux. Ces glandes sont, pour la plupart, non seulement dilatées mais enflammées chroniquement, ainsi qu'en témoigne une abondante infiltration lymphocytaire autour d'elles, et la présence de nombreux polynucléaires dans la cavité glandulaire.

b) La muqueuse du corps de l'utérus présente des glandes un peu hypertrophiées dans un tissu conjonctif infiltré de petites cellules, c'est-à-dire des lésions de métrite chronique légère.

Observation n° 9.

Observation de Mme X...

Age : 65 ans.

Opérée à la clinique Saint-Ferdinand, rue d'Armaillé, le 29 décembre 1910, par M. le professeur Pozzi.

Indications à la voie basse : *anémie extrême* ; hémorragies.

Depuis la ménopause, datant d'une quinzaine d'années, la malade continua à présenter des hémorragies utérines très abondantes. Elle consulta un médecin qui porta le diagnostic de corps fibreux de l'utérus. Les métrorragies cessèrent pendant un an, mais bientôt apparut un écoulement sanguinolent intermittent.

Il y a un an, après un nouvel examen médical qui avait permis de constater la persistance du fibrome, on fit une application de radium, ce qui entraîna une très forte métrorragie. Il y a un mois, nouvelle métrorragie plus abondante encore ; la malade, étant extrêmement anémiée, se décida à venir à Paris, où elle fut soignée par les docteurs Leroy et Barbarin ; elle entra à la clinique de la rue d'Armaillé dans les premiers jours de décembre 1910. État général très touché: anémie extrême, teint cireux. L'analyse du sang pratiquée alors donne :

Richesse en hémoglobine : 1.990.000 au lieu de 5.000.000, chiffre normal.

Globules rouges : 2.560.000 par millimètre cube au lieu de 5 millions à l'état normal.

Valeur globulaire : 0,77.

Donc : *anémie au troisième degré.*

En outre, à noter un écoulement purulent, continu, sans odeur, parfois séro-sanguinolent, nécessitant que la malade soit constamment garnie. La température est normale le matin, pour s'élever, le soir, à 38°,3 (température vaginale). Mauvais état général : nervosisme, insomnie. Varices aux jambes, peu visibles extérieurement, mais ayant donné lieu à la formation de petites indurations phlébiques.

EXAMEN. — L'utérus a le volume d'une grossesse de quatre mois ; il est sphérique et très dur ; le col est intact presque effacé et laisse suinter du pus. La mobilité est normale, étant donné le volume de la tumeur.

DIAGNOSTIC. — Corps fibreux en état de dégénérescence aseptique (la longue durée de l'évolution exclut l'idée d'une dégénérescence maligne).

COMPTE RENDU OPÉRATOIRE. — On opère la malade le 29 décembre 1910. On préfère l'hystérectomie vaginale à l'abdominale, étant donné l'état septique local et l'extrême affaiblissement de la malade faisant désirer le minimum de choc.

Exposition du vagin par des valves.

Incision circonscrivant le museau 'de tanche et dégagement des deux faces de l'utérus. Difficulté d'ouverture du cul-de-sac vésico-utérin ne pouvant être obtenu qu'après l'hémisection sagittale du col. A ce moment, l'écoulement de pus et de détritus organiques put faire craindre un instant une dégénérescence maligne.

Forcipressure des parties inférieures des ligaments larges par des *pinces clouées.* Ouverture progressive de la cavité utérine et morcellement de la face antérieure de l'organe.

A ce moment, on constate, à l'intérieur du muscle utérin, la présence d'une masse dure, *pierreuse*, sphérique, rappelant assez bien une bille de billard, adhérente de tous côtés par des filaments assez faciles à déchirer avec le doigt. On y fait pénétrer très péniblement, et après de laborieuses tentatives, un tire-bouchon et on en enlève un petit cône en ébréchant le bistouri. Il s'agit d'un *corps fibreux calcifié* formé d'une trame fibreuse incrustée de sels calcaires. On pratique laborieusement au bistouri quelques incisions étalées qui rendent la masse plus réductible et l'on parvient enfin, en s'aidant de pinces fenêtrées, cloutées, et d'érignes, à la faire pivoter, puis à la coucher, en détruisant ses dernières adhérences après torsion.

Reste encore une coque utérine très épaisse, contenant un corps fibreux non dégénéré, du volume d'un œuf de pigeon ; celui-ci est énucléé.

Une partie de l'utérus est morcelée et la majeure partie est basculée en avant après l'application d'une seule pince de haut en bas, sur la partie supérieure de chaque ligament largé.

Il y a donc en tout quatre pinces cloutées.

Opération non sanglante (pas même deux cuillerées de sang) malgré les grandes difficultés rencontrées.

Durée : une heure dix. Pas de schock. Guérison parfaite. (La malade mourut quelques mois plus tard de dysenterie au cours d'une épidémie locale.)

Nota. — Analyse de l'urine avant l'opération : Environ 0,60 à 0,80 centigrammes d'albumine par litre.

Examen de la pièce. — Utérus hypertrophié, à col gros et dur, irrégulier, à grand orifice transversal.

A l'ouverture de la cavité utérine, on tombe sur un polype *calcifié*, du volume d'un gros œuf de poule ; les parois de l'organe sont épaissies d'une façon assez considérable.

Observation n° 10.

Observation de Mme C...
Age : 43 ans.
Profession : ménagère.
Entrée dans le service le 12 novembre 1912.
Opérée le 19 novembre 1912.

Indications de la voie basse : sclérose utérine ; hémorragies abondantes.

Cette malade entre à l'hôpital, dans le service de gynécologie, où elle est venue consulter, parce qu'elle perd en rouge assez abondamment depuis un mois et plus ; le sang est mêlé de caillots nombreux et noirâtres. En même temps, elle se plaint de douleurs assez vives siégeant au niveau de la région lombaire.

ANTÉCÉDENTS HÉRÉDITAIRES. — Son père est mort à la suite d'un refroidissement.

Elle a perdu sa mère depuis peu.

ANTÉCÉDENTS COLLATÉRAUX. — Elle a eu une sœur qui mourut d'une affection mal définie.

ANTÉCÉDENTS PERSONNELS. — Rougeole à l'âge de 2 ans, sans complications. Pas de scarlatine.

Réglée à l'âge de 17 ans ; ses règles étaient régulières, peu abondantes, non douloureuses, et n'avaient que deux jours de durée.

Mariée à 28 ans. Un an après son mariage, elle accoucha d'un enfant bien constitué, à terme, et sans aucune complications ; son enfant vit actuellement et jouit d'une bonne santé.

Second accouchement à terme et normal dix-huit mois plus tard : enfant bien portant.

Un an après, troisième accouchement dans de bonnes conditions, suivi d'un quatrième dix mois plus tard. Enfin, le 20 janvier 1908, cinquième grossesse qu'elle mena à terme et cinquième enfant venu au monde dans d'excellentes conditions.

Une fausse couche de deux mois, en 1911, à la suite de laquelle la malade resta très affaiblie ; elle avait beaucoup perdu de sang et fut même obligée de garder le lit pendant un mois.

Quatre mois plus tard, seconde fausse couche d'un mois et demi, à la suite de laquelle elle ressentit d'assez vives douleurs dans la région lombaire, dans les cuisses ; c'est aussi depuis lors qu'elle vit ses pertes rouges croître tant en abondance qu'en fréquence, l'affaiblissant beaucoup.

Aucuns troubles vésicaux à signaler.

EXAMEN PHYSIQUE. — *Au toucher*, on sent le col hypertrophié, dur, parsemé de nodosités et d'œufs de Naboth. Son orifice transversal est très irrégulier.

A la palpation bimanuelle, l'utérus semble légèrement augmenté de volume, ferme, sans corps fibreux bien individualisé. Le rectum est plein de matières dures.

TECHNIQUE ET COMPTE RENDU OPÉRATOIRES. — La malade est opérée le 19 novembre 1912, par M. le professeur Pozzi.

Le vagin est exposé par des valves; deux pinces de Museux directrices sont jetées sur les commissures du col.

Incision circulaire de la muqueuse vaginale sur le col à 1 centimètre de l'orifice cervical.

Dégagement de la vessie, en avant ; du rectum en arrière.

Incision de la paroi antérieure de l'utérus, puis traction et bascule de l'utérus en avant, suivant la technique habituelle.

Forcipressure des ligaments larges par deux *pinces cloutées* de bas en haut, deux de haut en bas ; en tout, quatre pinces.

Mèche axiale iodoformée.

Mèches blanches de protection.

Sonde de Malécot dans la vessie.

L'opération a été typique et n'a duré qu'un quart d'heure à peine.

EXAMEN DE LA PIÈCE. — Le col est hypertrophié, de consistance ferme, irrégulier. Il est parsemé d'œufs de Naboth ; son orifice est transversal et très irrégulier.

Le corps utérin est augmenté de volume, très ferme ; la tranche de section a au moins 2 centimètres d'épaisseur ; *l'arbre de vie* est remarquablement bien marqué.

(Pièce n° 1783 du *Lab. d'an. path. de la clinique gynéc.* du professeur Pozzi.)

Les quelques considérations que nous venons d'exposer, sinon avec beaucoup de clarté, du moins en nous efforçant de faire de notre mieux, tendent toutes à montrer les avantages vraiment appréciables que l'on peut retirer de cette opération de l'hystérectomie vaginale, à la condition qu'elle soit effectuée avec méthode, et avec le souci constant de ne pas blesser les organes voisins, comme la vessie et les uretères aboutissant à son bas fond, comme le rectum, qu'il est parfois si laborieux de séparer de ses connexions normales ou pathologiques avec la face postérieure de l'utérus.

Le courant actuel est de bannir, à tort, croyons-nous, la pratique de cette intervention par voie basse au profit de la voie abdominale. Sans doute, et, dans beaucoup, sinon dans la majorité des cas, elle a des indications nettes, et la simplicité relative de sa technique, pour un chirurgien tant soit peu exercé, est une des raisons qui la fait choisir de préférence. Elle permet, en outre, d'y voir clair, d'inspecter l'état des viscères et des organes abdomino-pelviens.

Nous ne nous élevons pas contre cette excellente opération, loin de là ; mais il nous semble abusif de vouloir la substituer complètement et pour tous les cas à l'hystérectomie par la voie vaginale. Cette dernière, nous l'accordons, est plus méticuleuse, exige une prudence et une sûreté de main très grandes de la part de l'opérateur.

Est-ce à dire pour cela qu'il faille la déposséder au profit de sa cadette, l'abandonner complètement ? Nous ne le croyons pas, et notre thèse n'a pas eu d'autre but que d'essayer de remonter ce courant d'opinion en montrant, par quelques observations prises à la Clinique gynécologique de la Faculté dans le service de notre maître, *le professeur Pozzi*, quels sérieux avantages on peut retirer de l'hystérectomie vaginale, quand les indications en sont bien posées, et lorsque le chirurgien a quelque soit peu le « coup de main » et la prudence exigés et nécessaires par une pareille intervention.

Toutes les observations citées plus haut sont inédites, sauf l'avant-dernière. Nous avons eu le rare bonheur, en quelques mois, de voir pratiquer cette opération plusieurs fois avec des résultats toujours parfaits, sans jamais avoir eu à noter ni blessures des uretères ou de la vessie, ni de perforations du rectum, au cours du décollement de la face postérieure de l'utérus.

Beaucoup de méthode, le souci constant d'éviter les organes susceptibles d'être blessés, une connaissance approfondie — cela va de soi — des rapports de la région, et de la sûreté de main, telles sont les conditions nécessaires que nous avons toujours trouvées remplies à la Clinique de gynécologie que nous fréquentions à l'hôpital Broca.

On nous permettra de résumer brièvement les indications et les avantages de la voie vaginale :

CONCLUSIONS

L'hystérectomie vaginale dans les fibromes de l'utérus est actuellement une opération d'exception, mais qui a des indications spéciales ; celles-ci sont locales ou générales :

1° **Locales** : *a)* Le petit volume du corps fibreux, la sclérose utérine ou la fibromatose diffuse (les gros fibromes étant justiciables de la voie abdominale) ;

b) L'évolution vaginale d'un fibrome sous-muqueux ;

c) Le sphacèle ou l'infection du corps fibreux ou de la cavité utérine ;

d) La possibilité ou l'espoir d'une opération conservatrice (énucléation).

e) L'obésité ;

f) Le point de vue esthétique, quand, à *chances égales* et sans l'ombre de danger réel, on peut choisir la voie basse qui ne donne pas de cicatrice visible.

2° **Générales** : *a)* Anémie ou faiblesse extrême de la malade ;

b) Lésions de l'appareil cardio-pulmonaire faisant redouter le schock opératoire.

3° **Les contre-indications de l'hystérectomie vaginale** : *a)*

Le gros volume du fibrome (dépassant le volume des deux poings) ;

b) L'absence de mobilité et l'adhérence de l'utérus ;

c) L'étroitesse sénile du vagin ;

d) L'existence reconnue ou supposée de lésions concomitantes du côté des annexes ou de l'appendice.

Paris, le 26 décembre 1912.

BIBLIOGRAPHIE

A. Chamlian. — *De la novocaïne au point de vue clinique et pharmacodynamique, et de son emploi en chirurgie.* (Thèse de Paris, 1909-1910, n° 469).

E. Ruge. — Lokalanästhesie in der Gynækologie, vaginale totale Extirpation der Uterus in Leitungs Anesthesie (*Zentral Blatt für Gynækol.*, 4 mai 1912, n° 18, t. XXXVI).

Fébres. — Anesthésie locale de l'utérus (*Presse médicale*, 1911, n° 82, p. 821).

H. Sieber. — Ueber lumbal Anästhesie mit Novokaïn in der Gynækologie. (*Münchener medizinische Woschenschrift*, 1909, t. I, p. 500).

Fordyce (W.). — *Transactions Edinburg's obstetrical Society*, 1908.

Bandler. — Fibrosis uteri and its surgical treatment by a new method of vaginal hysterectomy (*Americ. Journ. Surgery*, N. Y., 1909).

Kottmann. — *Corresp. Blatt für schw. Aerlze*, janvier 1882, n° 2, p. 42 : « Dans les cas de petites tumeurs, dont les dimensions permettent encore le passage de l'utérus à travers le bassin, la question de l'hystérectomie inférieure se pose ; elle paraît moins dangereuse que l'hystérectomie abdominale, parce qu'elle expose moins les opérées au choc et aux péritonites aiguës infectieuses. »

Péan. — *Bulletin de l'A. E. M.*, 1892, 3ᵉ série, t. XXVIII, p. 665.

S. Pozzi. — *Traité de Gynécologie*, t. I, pp. 408 et suiv.

Gaines (J. A.) — *Vaginal hysterectomy ; the indications for an technic of J. Tenn. M. Ass.*, Nashville, 1911, I, v, 144-146.

Pichevin. — Doit-on enlever les deux ovaires dans l'hystérectomie ? *Sem. gyn. Paris*, 1911, XVI, 234.

Crutcher. — A new hysterectomy clamp. *Med. Rev.*, N. Y, 1911, I, xxx, 726.

Becerro de Bengoa. — Las hemorragias post operatorias de las hysterectomias vaginales. *Ann. de la Acad. de Obst.*, Madrid, 1912, V, 87-91.

A. Bernardie. — *Les Fibromes calcifiés de l'utérus.* Thèse de Paris, 1910-1911, p. 51.

Péan. — *Bulletin de l'Ac. de. Méd.*, 1882 et *Gazette des Hôpitaux*, janv. 1886. — Gomet, Thèse de Paris, 1886.

Demons. — *Rev. de Chir.*, 1884, p. 652.

Sangers. — *Arch. f. Gyn.*, 1883, t. XXI, p. 99.

Mandach. — *Corresp. Bl. f. schw. Aertze*, 1882, n° 10, p. 289.

Léopold. — *Centr. f. Gyn.*, 1888, p. 472, in Munchmeyer, *Arch. f. Gyn.*, 1889, t. XXXVI, n° 3; *Arch f. Gyn.*, 1890, t. XXXVIII, n° 1.

Richelot, Terrier, in A. P. Gavilan. — Th. de Paris, 1888.

Spaeth. — *Centr. f. Gyn.*, 1889, n° 35, p. 609.

Martin. — *Centr. f. Gyn.*, 1890, p. 797.

Doyen. — Congrès intern. de Gyn. et d'Obst., 1892, p. 449; *Arch. prov. de Chir.*, décembre 1892.

Segond, Péan, Richelot. — Neuvième Congrès français de Chirurgie. *Sem. Méd.*, 1895, p. 475 et suiv.

3466. — Tours, Imprimerie E. ARRAULT et Cie.